AF377370

ESSAI

SUR LA

PROPHYLAXIE DE LA TUBERCULOSE

ET LA

SUBSTITUTION DE LA CHÈVRE A LA GÉNISSE

COMME SUJET VACCINIFÈRE

PAR

LE Dr GEORGES BERTIN,

Professeur suppléant
à l'Ecole de Médecine de Nantes,
Médecin des Hôpitaux,

JULES PICQ,

Médecin vétérinaire, Chef du service d'inspection des viandes de boucherie,
Directeur de l'Abattoir de Nantes,

Membres du Conseil central d'Hygiène et de Salubrité
du département de la Loire-Inférieure.

NANTES,

IMPRIMERIE DE Mme Ve CAMILLE MELLINET, PLACE DU PILORI, 5.

L. MELLINET ET Cie, SUCC^{rs}.

1890

ESSAI SUR LA PROPHYLAXIE DE LA TUBERCULOSE

ET

LA SUBSTITUTION DE LA CHÈVRE A LA GÉNISSE

COMME SUJET VACCINIFÈRE.

ESSAI

SUR LA

PROPHYLAXIE DE LA TUBERCULOSE

ET LA

SUBSTITUTION DE LA CHÈVRE A LA GÉNISSE

COMME SUJET VACCINIFÈRE

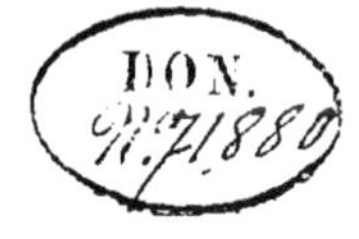

PAR

LE Dr GEORGES BERTIN,

Professeur suppléant
à l'Ecole de Médecine de Nantes,
Médecin des Hôpitaux,

JULES PICQ,

Médecin vétérinaire, Chef du service d'inspection des viandes de boucherie,
Directeur de l'Abattoir de Nantes,

Membres du Conseil central d'Hygiène et de Salubrité
du département de la Loire-Inférieure.

NANTES,

IMPRIMERIE DE Mme Ve CAMILLE MELLINET, PLACE DU PILORI, 5.

L. MELLINET ET Cie, succrs.

——

1890

INTRODUCTION.

Le travail que nous publions aujourd'hui est la reproduction d'un Mémoire que nous avons adressé fin février 1890 à l'Académie de Médecine, ayant pour titre : *Essai sur la prophylaxie de la tuberculose.*

Les résultats obtenus par Toussaint, de Toulouse, dans ses expériences relatives à la possibilité de la transmission de la tuberculose par la vaccine prise sur un vaccinifère tuberculeux, avaient attiré notre attention. Malgré les résultats négatifs publiés par plusieurs savants français et étrangers qui avaient voulu vérifier les conclusions de Toussaint, nous restions dans l'inquiétude sur la possibilité de cette transmission : en effet, un fait scientifique constaté par un expérimentateur aussi distingué, et dont les conséquences étaient considérables, n'était pas absolument infirmé parce que d'autres expérimentateurs n'avaient pas pu le produire. Ne pouvait-on pas se demander si ces derniers s'étaient placés dans les conditions identiques à celles où se trouvait Toussaint, lesquelles lui avaient alors permis de réussir ?

Ce doute prit bientôt dans notre esprit la forme de certitude ; aussitôt nous résolûmes de dissiper toutes nos craintes en recherchant un animal qui pût devenir bon vaccinifère, tout en restant complètement réfractaire à la tuberculose spontanée et expérimentale ; aussi, après plusieurs tentatives, nous avons cru pouvoir adresser le 19 janvier 1890, à l'Académie de Médecine, un pli signé et cacheté, relatant toutes nos expériences entreprises jusqu'à ce jour, celles qui étaient en cours d'exécution et le but que nous nous proposions d'atteindre.

Ce pli était ainsi rédigé :

« Ayant entrepris, depuis le 4 novembre 1889, une série d'expériences tendant à démontrer que le vaccin humain peut être transporté avec succès sur la chèvre, animal complètement réfractaire à la tuberculose, nous envoyons ce jour, 20 janvier 1890, ce pli signé, scellé et cacheté, à l'Académie de Médecine, pour être déposé dans ses Archives, prendre date des expériences et conclusions que nous pensons tirer de ces diverses expériences qui ont pour but de prouver que :

» 1° La tuberculose peut ou non être transportée par le vaccin de la génisse, à l'homme ;

» 2° La chèvre, animal réfractaire à la tuberculose spontanée et même à la tuberculose inoculée par injection sous-cutanée, doit être substituée à la génisse, laquelle parfois peut être tuberculeuse, malgré son état apparent de santé ;

» 3° La chèvre, animal réfractaire, doit nous servir de sujet comme pouvant, d'après nos expériences en cours, rendre réfractaires à la tuberculose développée expérimentalement, certains animaux susceptibles de contracter facilement cette tuberculose par voie d'injection ;

» 4° Des génisses, renducs tuberculeuses, nous serviront de sujets vaccinifères pour expérimenter la possibilité de la transmission de la tuberculose, soit par la lymphe vaccinale, soit par le sang. »

Le 28 février nous avons adressé à l'Académie un Mémoire manuscrit contenant seulement la première partie de ces conclusions, savoir :

1° L'inoculation à la chèvre, avec succès, de la vaccine prise sur l'homme ou sur la génisse ;

2° L'immunité de la chèvre à la tuberculose spontanée et expérimentale.

Le 20 mai 1890, M. le savant Directeur du Service vaccinal de l'Académie de Médecine fit connaître à l'Académie les conclusions suivantes de son travail sur le vaccin de chèvre :

1° Si on inocule une chèvre, soit avec du vaccin de génisse, soit avec du vaccin humain, le produit de cette inoculation évolue exactement comme le vaccin de génisse ;

2° La vaccination de chèvre, à bras, réussit bien à la condition que l'inoculation soit pratiquée aussitôt après la récolte du vaccin. Les boutons vaccinaux ont tous les caractères de la vaccine classique ;

3° L'inoculation avec du vaccin de chèvre conservé réussit aussi bien que le vaccin de génisse quand elle est faite avec la pulpe, moins bien avec la lymphe ;

4° La vaccination d'un sujet humain avec du vaccin de chèvre humanisé, donne des résultats réalisant le type le plus parfait de la vaccine classique ;

5° En résumé, les animaux de l'espèce caprine sont aussi aptes que ceux de l'espèce bovine à la culture du vaccin.

La haute autorité scientifique de M. le docteur Hervieux donne à ces conclusions une valeur indiscutable. Comme elles viennent confirmer celles que nous avons émises d'abord, dans notre pli cacheté déposé le 19 janvier 1890, ouvert et lu le 28 mai 1890 à l'Académie, ensuite dans notre Mémoire adressé à ce corps savant le 28 février 1890, au sujet de l'inoculation possible de la vaccine à la chèvre et du développement normal de cette vaccine chez cet animal complètement réfractaire à la tuberculose, nous avons cru devoir publier ce Mémoire, qui relate toutes nos expériences et dont les conclusions ont acquis une bien plus grande autorité, par suite de la confirmation que leur donnent les récentes expériences de M. le docteur Hervieux.

Dr G^{es} BERTIN.   JULES PICQ.

Nantes, le 4 juin 1890.

La tuberculose étant une maladie parasitaire et contagieuse, présente par son développement dans toutes les classes de la société, et à tous les âges, un véritable danger social.

En effet, le chiffre des jeunes gens exclus ou renvoyés de l'armée pour tuberculose, ainsi que celui des enfants atteints de tuberculose abdominale, étant très élevé, on comprendra combien devra être grand le danger, imposé aux différentes collectivités sociales, soustraites à toute surveillance sanitaire, par la diversité des provenances des causes tuberculeuses.

La prophylaxie d'un mal aussi répandu et aussi terrible ne pourra donc pas reposer uniquement sur un seul moyen hygiénique, tel que la destruction des crachats.

Nous reconnaissons que ces crachats peuvent bien jouer un rôle très important dans la diffusion de la contamination, mais ils ne devront jouer qu'un rôle secondaire et non unique ; car par leur destruction on pourra peut-être arriver à l'extinction de la tuberculose pulmonaire, mais on n'arrivera pas à détruire toutes les tuberculoses d'origine chirurgicale, comme les arthropaties, les fongosités articulaires, les adénites diverses et le lupus.

La prophylaxie de la tuberculose doit donc être étudiée à un point de vue plus général et considérée comme un problème complexe, car elle repose sur des moyens divers qui ont pour but de s'opposer à l'entrée dans l'économie du germe pathogène, ensuite à son évolution et à son développement. Or, dans cette question, plusieurs facteurs sont en cause, et, pour arriver à une solution heureuse, il est nécessaire, tout d'abord, d'isoler chacun de ces facteurs, de montrer leur influence individuelle, afin de pouvoir les combattre successivement et avantageusement.

M. le professeur Sée, dans son *Traité sur la tuberculose,* a écrit :

« Dans les villes, on compte généralement 34 morts par » phtisie sur 10,000 habitants ; les limites extrêmes sont de » 25 à 53.

» Relativement à la mortalité générale, le chiffre des » phtisiques est du cinquième au quart ; ainsi, à Paris, sur » 1,000 morts par semaine, on compte au moins 200 décès » par la phtisie pulmonaire, et en outre, 20 à 30 morts par » d'autres tuberculoses ; ce qui fait un total de 20 à 25 %. »

Ces chiffres montrent combien est grande et répandue l'infection bacillaire.

M. le professeur Brouardel a dit :

« Les lésions tuberculeuses à tous les degrés, fournissent » l'énorme chiffre des 4/5e des lésions trouvées dans les » autopsies médico-légales qui portent sur des individus » généralement réputés sains de corps. »

Cette déclaration prouve que la présence dans l'économie du bacille tuberculeux se manifeste par des lésions qui mettent un temps variable à évoluer et qui ne sont pas toujours en rapport avec l'apparence extérieure du sujet qui en est porteur.

Aussi, est-il important de rechercher les âges pendant lesquels les manifestations tuberculeuses se produisent, ensuite la nature de ces manifestations.

1° De 3 à 8 ans. — A partir de l'âge de 3 ans jusqu'à 7 ou 8 ans, la maladie prend une telle extension que, dans les hôpitaux d'enfants, les 2/3 des enfants succombent à la phtisie ; mais c'est alors que l'on constate le plus souvent les tuberculoses des méninges du cerveau et du péritoine.

2° De 15 à 45 ans. — A cet âge se trouve le maximum de mortalité par la phtisie. (G. Sée, *Traité de la tuberculose.*)

Remarquons que ce maximum de mortalité se trouve parmi les sujets chez lesquels les causes admises généralement par la science, ont le plus de chances d'agir. En effet, il est incontestable que la contagion s'opère surtout soit par les sécrétions bronchiques, soit par les crachats, lesquels, desséchés, vont se mêler aux poussières atmosphériques, en conservant cependant leur virulence pendant des mois entiers.

Ce mode de contagion, joint aux autres causes, maladies phtisiogènes, misère physiologique, doit donc atteindre principalement cette population de 15 à 45 ans, et nous explique facilement pourquoi elle offre le maximum de mortalité.

Mais alors, comment déterminer les causes de la fréquence encore trop grande chez les enfants de 3 à 8 ans ? Nous ne pouvons admettre pour cette jeune population les mêmes causes extérieures de contagion, et nous croyons devoir attribuer cette fréquence :

1° A l'hérédité ;

2° A l'influence d'une alimentation presque exclusivement composée de lait vicié depuis la naissance jusqu'à l'âge de 3 ans ;

3° A une vaccination bacillaire.

1° Hérédité. — On sait, d'après l'observation de MM. Landouzy et Martin, qui sera citée plus loin, que le sang placento-infantile contient le germe de la tuberculose. L'inoculation de ce sang détermine la reproduction de la tuberculose ; mais, ajoute M. Sée, on n'a recherché dans ce mode de transmission les bacilles, ni dans le sang, ni dans les produits artificiels. Cependant l'observation suivante de M. Landouzy est concluante.

« Le 5 janvier 1884, M. Landouzy recueille, dans son service de l'hôpital Tenon, un fœtus de six mois et demi, né à 11 heures du matin, par un accouchement spontané prématuré, d'une mère phtisique. Il meurt le soir à cinq heures.

L'autopsie est faite le lendemain au laboratoire de M. Martin. L'examen le plus minutieux démontre que tous les organes sont sains, et M. Martin ajoute qu'il est impossible, tant macroscopiquement que microscopiquement, de constater une lésion, si minime qu'elle soit. »

Un morceau du poumon de cet enfant, introduit dans le péritoine d'un cobaye, tue cet animal au bout de quatre mois, et, à l'autopsie, on trouve toutes les lésions de la tuberculose la mieux caractérisée.

Un fragment de ganglions bronchiques de ce cobaye est placé dans le péritoine d'un second cobaye qui meurt de tuberculose généralisée.

La présence d'un germe pathogène n'est-elle pas absolument démontrée par ces inoculations successives, qui se terminent toujours par la généralisation tuberculeuse ? Et cela, malgré l'absence de toute lésion macroscopique ou microscopique.

Ces expériences sont donc encore en faveur de l'opinion émise par certains savants que l'hérédité de la tuberculose ne consisterait pas uniquement dans la transmission de la prédisposition à contracter la maladie, mais dans la transmission au fœtus du germe tuberculeux lui-même. Ce germe n'évoluerait pas immédiatement après la naissance, mais serait susceptible de sommeiller et de demeurer latent, pendant un temps parfois très long, comme cela s'observe dans la syphilis héréditaire tardive.

Cette observation de transmission bacillaire pour l'espèce humaine, par le sang placento-infantile, est encore démontrée pour les bovidés par les faits suivants constatés par MM. Malvoz et L. Brouwier, au laboratoire d'anatomie pathologique de Liège, et publiés dans les *Annales de l'institut Pasteur,* n° 4, 1889.

Déjà Johne, en 1885, avait également décrit les lésions tuberculeuses, avec bacille de Koch, dans le foie et les poumons d'un fœtus trouvé chez une vache phtisique. Les deux observations de MM. Malvoz et Brouwier affirment de nouveau, avec bacille à l'appui, la vérité de cette transmission par voie placentaire.

OBSERVATIONS DE MM. MALVOZ ET BROUWIER.

N° 1. — FŒTUS DE HUIT MOIS TROUVÉ DANS LA MATRICE D'UNE VACHE ATTEINTE DE TUBERCULOSE GÉNÉRALISÉE AVEC UTÉRUS INDEMNE.

Les ganglions lymphatiques, appendus le long du hile du foie, présentent presque tous un petit foyer irrégulier formé par des petits points noirs caséo-crétacés, gros comme une tête d'épingle. On trouve des granulations sur la face convexe du foie. Ni les poumons, ni les plèvres, ne présentent de néo-formations pathologiques ; mais, à l'endroit du hile pulmonaire existe un paquet formé d'une douzaine de ganglions lymphatiques, ayant à leur centre un point jaunâtre crétacé.

Le bacille de Koch a été constaté en quantités énormes, au sein de ces petits foyers jaunâtres, *mais bien plus nombreux dans les granulations du foie.*

Ici donc aucun doute sur la nature véritablement tuberculeuse de toutes ces lésions.

Nº 2. — LÉSIONS CONSTATÉES SUR UN VEAU DE SIX SEMAINES.

On constate à la surface du foie, du côté convexe, une nodosité grisâtre logée dans la substance hépatique. Les ganglions du hile sont hypertrophiés. A une extrémité du plus volumineux existe un foyer caséo-crétacé. Au hile du poumon on voit deux paquets ganglionnaires.

Les bacilles de Koch sont nombreux partout.

La première observation démontre que la tuberculose peut être acquise par voie trans-placentaire ; mais insistons tout particulièrement sur ce point, que les lésions ont débuté par le parenchyme hépatique, organe dans lequel les bacilles ont été déversés par la veine ombilicale ; aussi trouve-t-on dans le foie les altérations les plus volumineuses et les plus anciennes. De là, les bacilles ont gagné les ganglions lymphatiques du hile du foie, puis ceux du hile pulmonaire. L'invasion n'avait pas encore gagné les poumons qui étaient indemnes. Ce qui démontre une fois de plus que ce n'est pas dans les poumons qu'il faut rechercher de préférence les altérations de la tuberculose congénitale, laquelle, cependant, a infecté toute l'économie, avant que les signes de la lésion pulmonaire viennent la confirmer.

N'y a-t-il pas dans cette évolution lente une preuve de plus pour reconnaître la vérité de ce que nous écrivions au début de ce travail, que la tuberculose, chez les sujets de la première enfance, est plutôt péritonéale?

La deuxième observation nous montre les lésions siégeant au même endroit. Elles sont assez développées pour qu'on puisse supposer qu'elles remontent à une date antérieure à la naissance, et on a constaté également l'absence de tuberculose pulmonaire et digestive.

Ainsi, comme pour la première observation, le sang placento-infantile , infecté de bacilles, a provoqué les premières lésions dans l'organe parenchymateux qui recevait le premier, et en plus grand nombre, ces bacilles dont l'évolution successive a produit ensuite l'engorgement ganglionnaire du hile du foie, après celui du hile des poumons, pour finir par la dernière étape, l'infection du tissu pulmonaire, étape qui n'avait pas encore été parcourue lors de l'autopsie de ces deux sujets.

Nous savons qu'au récent Congrès tenu à Paris, l'hérédité du germe tuberculeux semblait admise comme exception ; mais le professeur Bang, de Copenhague, n'avait pas partagé cette opinion, car il avait appris des vétérinaires danois que *la tuberculose congénitale du veau était, en réalité, beaucoup plus fréquente qu'il ne l'avait pensé lui-même.*

Nous citerons à l'appui de cette opinion le fait suivant observé par l'un de nous, M. Picq :

En 1888, Lavaud Elien, vétérinaire inspecteur de la boucherie de Paris, constate la tuberculose pulmonaire sur un veau de 1re qualité vendu 2 fr. le kilog à l'abattoir de Grenelle.

La même constatation a été faite dans ces dernières années pour un certain nombre de veaux saisis à l'Abattoir ; mais, comme ces veaux étaient tous âgés de quatre semaines au moins, il est possible qu'ils aient été contaminés depuis leur naissance. (*Encyclopédie d'hygiène,* p. 146.) Mais nous demandons par qui, et comment ?

Voilà de jeunes animaux qui se nourrissent soit à la mamelle, soit au biberon. Vous niez l'hérédité, mais alors c'est leur lait alimentaire qui était bacillaire. Si on ne les avait pas saisis, qui peut affirmer qu'ils n'auraient pas servi de sujets vaccinifères ?

Ces observations nous démontrent donc de la façon la plus évidente que la transmission de la tuberculose peut avoir lieu héréditairement chez les veaux et chez les génisses, et que, parfois, la vache ainsi que ses produits peuvent en être infectés, malgré un état apparent de graisse et de bonne santé. Nous en avons la preuve dans la saisie opérée par M. Picq d'une vache de si belle apparence, qu'elle aurait pu être admise dans un concours d'animaux gras.

Il fut possible de constater, par la présence des bacilles, la tuberculose dans les poumons, les ganglions et dans une altération osseuse du sternum.

Une série d'inoculations pratiquée avec des produits bacillaires provenant de ces lésions fut faite sur des lapins qui, tous, dans un délai de cinquante jours, furent sacrifiés, et offrirent toutes les lésions de la tuberculose généralisée.

Dans son étude sur les conditions anatomiques de l'hérédité de la tuberculose, le professeur Firket a écrit (*Revue de médecine,* 1887) :

« Dans plus de la moitié des cas de phtisie vulgaire, les
» signes anatomiques d'une infection bacillaire du sang font
» défaut. Le malade succombe aux progrès de la tuberculose
» pulmonaire-digestive ; les lésions s'étendent à quelques
» ganglions et souvent au foie, par la veine-porte ; mais on
» ne les observe pas dans le domaine de la circulation
» générale. »

Or, pour que le fœtus soit atteint, il est de toute nécessité que le sang soit envahi par les agents parasitaires ; et, comme il paraît certain que le micro-organisme virulent n'existe qu'exceptionnellement dans le sang, le fœtus ne pourra être envahi que lorsqu'il existera des lésions permettant une véritable effraction placentaire ; et, dans ce cas, le foie devra être, ainsi que le prouvent les deux observations citées ci-dessus, le siège de la prédilection du bacille, car il reçoit une bien plus grande quantité de sang de la veine ombilicale ; tandis que l'infection du poumon aura lieu bien plus tard, et consécutivement à l'infection des ganglions du hile du foie et du poumon.

Il nous semble donc avoir démontré que la tuberculose peut être acquise héréditairement, et que les bovidés peuvent, mieux que les autres animaux, être susceptibles de la transmettre par cette voie. D'où cette conséquence fort grave, c'est que veaux et génisses, malgré leur apparence de belle santé, peuvent être tuberculeux dans une proportion plus fréquente qu'on est généralement disposé à l'admettre.

2° Influence de l'alimentation. — Chauveau, en 1868, a démontré que la possibilité de l'infection par la voie intestinale était très facile à produire expérimentalement. Ce fait prouve que l'alimentation doit jouer un grand rôle dans la transmission de la phtisie.

Nous n'insisterons pas sur l'emploi des viandes tuberculeuses qui doit devenir de plus en plus rare, par suite de l'application des règlements de la police sanitaire, mis en vigueur d'après la loi du 28 juillet 1888. Mais nous devons surtout insister sur les effets désastreux produits par l'usage d'un lait bacillaire.

M. Sée, à cet égard, énonce les propositions suivantes :

« 1° Le danger de la transmission par le lait des vaches » pommelières est loin d'être aussi considérable qu'on ne le » croit. Lorsque la pommelière est bornée aux poumons et, » par conséquent, localisée, le lait n'est pas dangereux, et il » ne devient virulent que si la tuberculose est générale.

» 2° La coction détruit tous les cas de virulence.

» 3° Le lait est toujours virulent quand le pis des vaches » est lui-même tuberculeux. »

La nourriture des jeunes enfants est presque exclusivement composée de lait. Or, le lait d'une mère phtisique, ne subissant pas la coction, doit donc toujours être très dangereux, et les veaux et génisses, nourris exclusivement de lait jusqu'à l'époque de leur vente, peuvent et doivent donc, dans la grande majorité des cas, s'alimenter avec du lait bacillaire et, par conséquent, être infectés de tuberculose, avant que la tuberculose pulmonaire ait apparu.

Il suffit de se rappeler les paroles prononcées par le savant professeur Cornil, dans la séance de l'Académie de Médecine du 3 décembre dernier, pour affirmer la fréquence du lait bacillaire.

« En ce qui concerne le lait, je suis obligé de relever une
» assertion de M. Le Roy de Méricourt, parce qu'elle est
» inexacte. M. Le Roy de Méricourt a dit qu'il n'avait jamais
» trouvé le microbe de la phtisie dans le lait ; mais tous les
» livres classiques affirment le contraire. M. Bang, de
» Copenhague, a réuni, il y a sept ans, trente cas de tuber-
» culose de la mamelle chez la vache, et a constaté la
» présence, en quantités considérables, de bacilles dans le
» lait.

» Pour ma part, j'ai vu très souvent ces bacilles, d'abord
» sur les préparations de M. Bang, et ensuite sur des
» préparations que j'ai faites moi-même.

» Quand, dans une goutte de lait, on peut voir des
» centaines et des milliers de bacilles, je ne comprends pas
» qu'on dise qu'il ne faut pas faire cuire le lait, surtout celui
» des environs de Paris, bien que M. Trasbot nous ait un
» peu rassurés à cet égard. On s'exposerait, en ne le faisant
» pas, à favoriser l'extension de la maladie et à contaminer
» les enfants surtout élevés au biberon. »

Dans la séance de médecine publique et professionnelle du 27 novembre 1889, M. le professeur Brouardel faisait remarquer qu'il ne fallait pas croire à l'innocuité du lait, ni penser que Paris était seul exposé à de semblables dangers, et citait le fait d'un couvent où plusieurs jeunes filles, sans antécédents tuberculeux, avaient contracté des tuberculoses graves par l'usage du lait provenant d'une vache bacillaire.

M. Toussaint ajoute que l'ébullition incomplète du lait, telle qu'elle était pratiquée dans les familles, était insuffisante pour tuer le bacille et suffisante pour altérer les qualités du lait.

M. le professeur Proust constata également que le danger du lait était réel. Le Dr Martin avait fait des expériences avec du lait acheté au hasard dans tous les points de Paris. Il y a presque toujours retrouvé le bacille de Koch et reproduit la phtisie par des inoculations en séries.

Le lait n'est bacillaire, dit M. Nocard, que quand la vache est atteinte de mammite tuberculeuse ou est infectée d'une manière générale.

En ce qui concerne le lait, tout le monde est également d'accord. Le lait produit par une mamelle tuberculeuse est virulent, et son ingestion à l'état cru est le plus sûr moyen de provoquer la tuberculose abdominale. *Or, on ne saurait trop le répéter,* si le diagnostic de la tuberculose bovine est souvent difficile, celui de la tuberculose mammaire est *plus souvent encore impossible.* Le lait vendu dans les grandes villes est donc forcément suspect, puisqu'on n'en connaît pas l'origine et que sa production n'y est soumise à aucun contrôle. Par conséquent, le seul moyen sûr de se mettre à l'abri du danger de l'ingestion du lait suspect, c'est de le soumettre à l'ébullition. Cette précaution s'impose pour le lait qui doit servir à l'alimentation des nourrissons, dont l'organisme constitue, comme celui de tous les animaux nouveau-nés, un terrain très favorable au développement du germe tuberculeux.

Si l'usage du lait cru paraît indispensable, il faut renoncer au lait de vache et n'utiliser que du lait de *chèvre,* la tuberculose étant inconnue chez ces animaux. (*Encyclopédie d'hygiène,* p. 149.)

Mais où et comment se fait l'inspection sanitaire du lait ? Il n'en existe nulle part, et tous les nourrisseurs vendent le lait, et peu leur importe qu'il provienne d'une vache atteinte de mammite ou de pommelière.

Les vacheries en général et particulièrement les établissements industriels qui approvisionnent les grandes villes, devraient être soumis à un contrôle sanitaire efficace.

N'est-ce pas aux Conseils d'hygiène d'intervenir utilement pour obtenir ce contrôle sanitaire ?

Il est donc indiscutable qu'une grande quantité de lait bacillaire est fournie à l'alimentation des jeunes enfants. Et comme en France on n'a pas l'habitude généralement de le faire bouillir, nous trouvons dans ce fait alimentaire l'explication de la fréquence de la tuberculose entéro-péritonéale, si fréquente chez les enfants du premier âge.

3° Influence de la vaccination. — M. le professeur Sée n'est pas complètement sans inquiétude sur la possibilité de la transmission de la tuberculose par la vaccination, car il consacre un chapitre spécial à cette étude, dans lequel il s'exprime ainsi :

« Avant de résoudre ce problème il faut savoir :

» 1° Si les corpuscules lymphatiques, et particulièrement la lymphe vaccinale, renferment des bacilles. Or, à cet égard, Lothar Meyer répond négativement, et Bollinger ne les a trouvés que dans la lymphe de la tuberculose vulgaire.

» 2° Si une érosion très superficielle, comme celle qui résulte de la vaccination, peut suffire pour produire une tuberculisation par voie d'inoculation.

» Tout récemment, Fritz Schmidt a fait à Munich des essais de ce genre sur des cobayes, et n'est jamais parvenu, même en grattant l'épiderme sur plusieurs points, à produire la tuberculose. Ainsi, la phtisie ne peut pas pénétrer par les procédés habituels de la vaccination.

» 3° Qui sait si les détracteurs de la vaccine, s'ils sont au courant de la science, ne vont pas accuser la vaccine d'être tuberculifère, comme elle est malheureusement parfois syphilitique?

» Si la campagne doit s'ouvrir dans cette direction, elle sera bien vite enrayée par les recherches expérimentales entreprises récemment dans les baraquements hospitaliers de Berlin. Lothar Meyer a inoculé de la lymphe vaccinale humaine à onze phtisiques qui n'avaient jamais été revaccinés. Le septième jour après la vaccination, on constata chez sept de ces malades ainsi revaccinés une ou plusieurs pustules vaccinales. Or, le contenu de ces pustules ne présentait pas la moindre trace de bacille (Guttmann).

» CONCLUSION. — 1° Le vaccin cultivé chez les tuberculeux ne contient pas de bacilles, par conséquent pas de virus tuberculeux.

» 2° Une vaccine qui serait, par impossible, tuberculifère, serait encore inoffensive, attendu que les procédés ordinaires de vaccination ne suffisent pas pour faire pénétrer le virus tuberculeux dans le corps.

» 3° La vaccine animale serait sans danger, dit-on. Toutefois, il ne faut pas oublier que le vaccin de pommelière a déterminé, par l'inoculation, des lésions, à en juger par les expériences de Toussaint. »

Partisans fervents de la vaccination et de la revaccination, nous nous inclinerions sans discussion devant ces paroles de notre illustre maître, si nous étions convaincus, comme lui, de la parfaite innocuité de tout vaccin et de l'impossibilité absolue de ne pouvoir jamais transmettre la tuberculose par la vaccination. Mais, ne partageant pas entièrement cette opinion, nous croyons nécessaire et utile, dans l'intérêt de la vérité scientifique, qui doit être la règle absolue dans une question qui intéresse si vivement l'humanité entière, de formuler, au nom de cette vérité scientifique, des réserves, lesquelles nous paraissent fondées, en raison des considérations suivantes.

L'observation de MM. Landouzy et Martin démontre que le sang d'un phtisique peut contaminer un fœtus par le passage du virus bacillaire dans le sang placento-infantile, et cela sans lésions apparentes.

Les mêmes conclusions découlent des observations de MM. Malwoz et Brouwier.

Nous savons parfaitement que le micro-organisme virulent n'existe qu'exceptionnellement dans le sang. Mais pourquoi une goutte de ce sang exceptionnel, si l'on veut, introduite par la pointe de la lancette vaccinale, ne viendrait-elle pas infecter toute une économie, comme le fait une goutte de sang syphilitique?

Remarquons, en effet, que dans son cours sur les maladies contagieuses, l'éminent directeur de l'école d'Alfort, M. Nocard disait que le plus efficace de tous les vaccins serait le horse-pox issu du cheval. Pourquoi ne l'emploie-t-on pas chez l'enfant ? Serait-ce à cause de la légère excitation fébrile qu'il déterminerait après son inoculation. Non, M. Nocard nous en fait connaître le motif en disant qu'on ne l'utilise jamais à cause de la possibilité de l'existence de la morve chez le cheval, et cependant nous savons que le sang n'est jamais virulent dans la morve, même dans la morve aigue. On redoute donc malgré cela la transmission de cette affection, puisqu'on a recours à des inoculations critères sur un animal réfractaire à la morve (génisse).

Et pourquoi donc la tuberculose dont le sang est parfois virulent ne serait-elle pas également transmissible ?

Une fois cette introduction faite, qui peut en mesurer les

conséquences, bien plus redoutables que celles de la vaccination syphilitique? Sait-on la durée que mettra à infecter une économie saine un bacille introduit par piqûre, quand l'on voit le bacille du sang placento-infantile chercher d'abord son lieu d'élection dans le foie, les ganglions du hile pulmonaire avant d'arriver aux poumons?

Et si cette évolution, en raison de la résistance du sujet, est retardée jusqu'au moment où, par suite d'une cause phtisiogène, cette résistance vient à faiblir, combien de temps faudra-t-il compter après l'inoculation par la vaccine, pour constater la phtisie pulmonaire, laquelle deviendra alors un agent direct de transmission tuberculeuse pouvant ensuite créer, par les crachats, un nonbre indéterminé de phtisiques. Aussi croyons-nous qu'un seul cas de tuberculose produite par une inoculation vaccinale, a une portée désastreuse dont l'effet est incommensurable.

A toutes ces objections tirées de l'innocuité d'une piqûre, avec un sang ou un produit venant d'un animal tuberculeux, nous répondons par les faits suivants :

Laënnec s'étant piqué dans sa jeunesse, prétendait que la phtisie dont il est mort était le résultat de cette blessure produite 20 ans auparavant.

Citons également le fait suivant, emprunté aux journaux vétérinaires allemands :

M. Moser, de Weimar, vétérinaire, s'est blessé en 1885 en pratiquant l'autopsie d'une vache tuberculeuse. La plaie guérit facilement. Six mois après il se produisit une ulcération tuberculeuse au niveau de la cicatrice. En 1886, M. Moser était reconnu tuberculeux et il succombait deux ans plus tard. A l'autopsie on trouvait de nombreux bacilles dans les lésions articulaires et dans les parties voisines.

Maintenant, pour mieux démontrer la possibilité de notre

hypothèse, reprenons les expériences de Toussaint (*Recueil de médecine vétérinaire*, 15 janvier 1885) :

« Au mois de mai 1885, quatre chats sont inoculés avec des cultures provenant d'une truie qui avait mangé un poumon de vache tuberculeuse provenant de l'abattoir.

» Un fut inoculé à l'oreille.

» Les trois autres le furent avec cinq gouttes de quatrième culture, dans le péritoine.

» Le premier meurt le 47e jour avec un ganglion parotidien caséeux.

» Des trois autres, un est tué le 36e jour, très malade, et ses ganglions servent à inoculer quatre lapins, qui deviennent tuberculeux.

» Un de ces quatre lapins est tué le 63e jour et sert à inoculer trois lapins et une génisse.

Sur cette génisse, quatrième terme de culture, et sur une autre génisse inoculée à l'oreille avec du jus de muscle de vache tuberculeuse, lequel avait été chauffé au même degré que la viande que l'on prescrit pour les malades anémiques, on pratique douze piqûres autour de la vulve avec un cow-pox venant du horse-pox. Sept jours après, on avait autant de pustules que de piqûres.

Le liquide puisé sur ces pustules fut inoculé aux oreilles de douze lapins : six devinrent tuberculeux, quatre inoculés avec le vaccin puisé sur la génisse par le liquide de culture et deux avec le vaccin provenant de la vache qui avait reçu du jus de viande chauffée.

On inocule successivement plusieurs lapins avec les tubercules des poumons, dont les lésions provenaient de l'inoculation vaccinale de source tuberculeuse. Tous succombèrent à la tuberculose dans la période de temps ordinaire.

Si Toussaint, quoique ayant pressenti l'existence du bacille, avait affirmé l'existence de ce bacille, ses expériences

auraient eu un plus grand retentissement, car elles infirme-
raient les expériences négatives de Meyer et de Guttmann,
puisque l'inoculation de ce vaccin, puisé sur une génisse
tuberculeuse, a provoqué l'apparition de la tuberculose, par
une série de cultures et d'inoculations. Méthode bien plus
certaine, pour démontrer la transmission possible de la
tuberculose par le vaccin animal, que la recherche négative
du bacille dans la lymphe vaccinale.

Ces expériences de Toussaint ont donc tout le caractère
d'un fait démontré, savoir : que du vaccin de génisse rendue
tuberculeuse, inoculé, produit la tuberculose.

Ce fait si important se présente avec tous les caractères
d'une démonstration scientifique, puisqu'il a l'honneur d'être
rapporté par le regretté Bouley, de l'Institut, lequel
s'exprimait ainsi, le 15 janvier 1885 :

« Je ne puis mieux commencer l'année 1885 que par un
acte de justice envers l'un des nôtres, à qui son état de
santé ne permet pas de revendiquer ses droits à la priorité
de la découverte, sous une forme très nettement déterminée,
de l'élément de la virulence tuberculeuse. »

Le 18 août 1881, M. Toussaint a communiqué à l'Académie des Sciences une note sur le parasitisme de la
tuberculose.

C'est de cette note que nous avons extrait les expériences
citées ci-dessus, qui sont si concluantes, si affirmatives, et
contre lesquelles la parole autorisée de M. le professeur
Nocard est venue s'élever pour en diminuer, dans une
certaine mesure, l'importance scientifique, en s'exprimant
ainsi, dans son cours sur les maladies contagieuses :

« M. Toussaint affirma que le vaccin recueilli sur un
sujet tuberculeux pouvait donner la tuberculose. C'était la
condamnation de la vaccine animale et l'on comprend
l'émotion qui s'empara du monde médical. Aussi, beaucoup

d'expérimentateurs, Straüss, à Paris, Josserand, à Lyon, plusieurs médecins étrangers, reprirent, en les modifiant un peu, les expériences de M. Toussaint, dans le but de les contrôler. Ils vaccinaient des individus tuberculeux et recueillaient sur eux le vaccin qu'ils inoculaient ensuite à des vaches. Ils n'obtinrent que des résultats négatifs. J'ai également répété ces expériences en injectant dans la cavité péritonéale de cobayes du vaccin pris sur des vaches tuberculeuses, et jamais je n'ai pu leur donner la tuberculose. On doit donc en conclure que les assertions de M. Toussaint étaient trop absolues, et que, fort probablement, il s'était placé dans de mauvaises conditions expérimentales.

» A supposer même que le sang fût virulent dans la tuberculose, le bacille de Koch traverserait-il la paroi des vaisseaux congestionnés, au moment de la vaccination?

» D'autre part, on sait que l'inoculation à la lancette est un moyen presque inefficace de donner la tuberculose. Or, la vaccination que l'on fait en prenant du virus vaccinal sur l'animal tuberculeux, pour l'inoculer à l'animal sain, est précisément pratiquée à la lancette.

» Si nous insistons sur ce point, c'est qu'il ne s'agissait de rien moins que d'abandonner la vaccination animale, une des plus grandes conquêtes de la médecine moderne, dont nous avons vu les immenses avantages dans une précédente leçon.

» *Cependant, afin de se montrer à l'abri de toute critique, il est bon de choisir le veau comme animal vaccinifère, en raison de la rareté de la tuberculose chez cet animal, et de n'utiliser le vaccin qu'après avoir sacrifié le sujet, et s'être assuré qu'il n'était porteur d'aucune lésion tuberculeuse. Le public est ainsi mis à l'abri de tout danger, même imaginaire. C'est de cette façon, du reste, qu'on procède dans les Instituts*

*vaccinaux, où l'on prépare et conserve le vaccin
animal.* »

Ajoutons encore que le savant et regretté M. Abadie,
rapporteur au Conseil d'hygiène de la Loire-Inférieure d'un
Mémoire ayant pour but la création, dans notre département,
d'un Institut vaccinogène, s'exprimait ainsi :

« On a reproché aussi, ce qui est du reste commun aux
deux vaccins, le danger de la transmission de la tuberculose.
Ce reproche ne doit pas être mieux fondé dans un cas que
dans l'autre, à moins que le bouton vaccinifère n'eût évolué
sur un tubercule cutané, ce qui est, sinon impossible, du
moins extrêmement rare. En effet, il semble démontré qu'un
tuberculeux chez lequel le mal est localisé, ne peut transmettre la contagion à l'aide de tissus restés sains. Or, chez
les vaccinifères choisis, la tuberculose ne peut jamais être
généralisée. Du reste, le vaccin animal offre, sous ce rapport,
un avantage sur le *Jennerien,* en ce que, outre que la
tuberculose est très rare chez les jeunes bovins, l'on aurait
la faculté de s'assurer de l'état sain d'une génisse, en en
faisant l'autopsie, avant d'employer le vaccin qu'elle aurait
fourni quelques instants auparavant. »

Ainsi donc, l'argumentation de nos très honorés contra-
dicteurs repose sur des faits qui nous paraissent discu-
tables. D'abord M. Nocard dit : Le sang d'un tuberculeux,
fût-il virulent, le bacille de Koch traverserait-il la paroi des
vaisseaux congestionnés, au moment de la vaccination ?
Nous répondons : Avant les remarquables expériences de
Strauss, la loi de Brauell-Davaine était acceptée par tout le
corps médical et Davaine s'exprimait ainsi : « Le filtre que
l'industrie humaine ne peut nous procurer, la nature peut
nous le fournir ; on sait, en effet, que le placenta ne laisse
point passer les corps solides les plus petits, ni les corpuscules du sang, ni les substances les plus tenues que l'on

emploie dans les injections. Il était donc très probable que les bactéridies qui sont des corps solides ne passeraient point de la mère au fœtus, et j'ai en effet pu vérifier ce fait, dans un nombre de cas suffisants pour acquérir à ce sujet une certitude absolue. » A cette certitude absolue, le savant professeur Strauss répond par des expériences qui lui permettent d'affirmer que dans le charbon, chez le cobaye, la barrière placentaire est souvent franchie, que le sang fœtal peut contenir des bactéridies et être virulent.

Les observations citées de MM. Landouzy, Malvoz et Brouwier ont démontré que le bacille de Koch, comme la bactéridie du charbon, franchissait facilement cette barrière, et pourquoi ne traverserait-il donc pas la paroi des vaisseaux congestionnés, surtout quand on se rappelle les dimensions relativement si petites du bacille de Koch, comparées à celles de la bactéridie charbonneuse.

En dernier lieu, MM. Nocard et Abadie, dont nous avons emprunté les citations, concluent à l'emploi du vaccin de génisse, après la vérification de l'état de santé de l'animal par l'autopsie. Permettez-nous de faire observer que c'est une bien singulière recommandation, pour des opérateurs aussi distingués. Comment, tous deux paraissent convaincus de la parfaite innocuité du vaccin de génisse, tous deux affirment l'impossiblité de transmettre par ce vaccin la tuberculose, et tous deux cependant, recommandent de n'employer ce vaccin qu'après avoir pris la précaution de garanties, à savoir : n'utiliser le vaccin que lorsqu'une autopsie aura permis de constater l'intégrité absolue des organes.

Ces recommandations si sérieuses sont-elles suivies dans la pratique ? Non, car nous voyons chaque jour la génisse vaccinifère vivante, dans les centres de population, être transportée de quartier en quartier pour fournir, de génisse à bras, le vaccin nécessaire, soit pour la vaccination, soit pour la revaccination. Ne voyons-nous même pas entrer dans les recettes des Instituts vaccinogènes, la revente de ces mêmes génisses qui ont fourni, vivantes, le vaccin nécessaire.

Certes, on pourra nous objecter que le procédé de vaccination ne suffit pas pour faire pénétrer le virus tuberculeux dans le sang.

Cependant, quel est donc l'opérateur qui, chargeant sa lancette de lymphe vaccinale, en supposant toutefois que celle-ci soit indemne du virus tuberculeux, comme dit Meyer, osera affirmer qu'une goutte de sang ne soit pas venue infecter la pointe de son instrument? N'est-ce pas ainsi que se transmet la syphilis vaccinale? Et le sang tuberculeux n'est-il pas un agent de transmission bacillaire, comme l'a démontré Toussaint, qui a réussi à cultiver dans des liquides appropriés, le sang d'animaux artificiellement phtisiques, et à transmettre la tuberculose par l'inoculation de ces liquides, même à la vingtième génération.

Voyons encore ce que disait M. Nocard dans son cours sur les maladies contagieuses : « Il existe des maladies contagieuses locales d'ordinaire, et qui, à certains moments, deviennent générales, pour ensuite redevenir locales. De ce nombre est la tuberculose dont le virus, un bacille, ne se rencontre ordinairement que dans les lésions tuberculeuses. »

« Mais supposons qu'un de ces tubercules se développe au voisinage d'un vaisseau, et qu'il vienne à perforer ses parois. Il déversera alors dans ce vaisseau son contenu virulent, c'est-à-dire des milliers de bacilles, et à ce moment, on peut dire que la maladie est générale. »

« Parmi ces microbes ainsi précipités dans le torrent circulatoire, un petit nombre seulement fructifiera, là où la circulation est peu active et où le sang contient peu d'oxygène, comme dans la rate, la moelle, le cerveau. Les autres seront détruits par des éléments plus vivants qu'eux, et, à partir de ce moment, la maladie redeviendra locale. »

« Ce fait peut, du reste, être démontré expérimentalement par l'injection dans la veine auriculaire d'un lapin, de 4 à 5 centimètres cubes d'une culture du bacille de la tuberculose. Quatre heures après, le sang de ce lapin n'est plus virulent, tandis que le suc musculaire l'est au plus haut degré. Mais, si l'on attend huit jours seulement, les muscles exprimés de nouveau donnent un suc exempt de bacilles. La rate, le cerveau, la moelle osseuse, en montrent au contraire des myriades à l'examen microscopique. »

N'avons-nous pas le droit, en présence de ces faits, de redouter l'introduction du bacille tuberculeux, par la vaccination opérée, d'un animal pouvant être tuberculeux, au bras d'un enfant?

Pour nous, la question est démontrée : la vaccination, par une pustule prise sur un sujet tuberculeux, peut parfois transmettre la tuberculose.

Or, depuis que le corps médical a compris la grave responsabilité qui lui incombe dans le choix de ses sujets vaccinifères, soit dans la crainte de la transmission de la syphilis, soit dans celle de la scrofule, qui est une tuberculose externe, il s'est empressé, pour se mettre à l'abri de ces responsabilités terribles, de provoquer la fondation d'instituts vaccinaux, où le vaccin était fourni par des génisses vaccinifères.

Ces génisses étaient transportées dans des centres de population pour pratiquer sur un grand nombre de sujets, soit la vaccination, soit la revaccination. Le vaccin était donc puisé directement avec la lancette sur les pustules développées chez ces génisses vivantes.

Dans ce mode de vaccination, où est la preuve de l'innocuité complète de la lymphe vaccinale? Est-ce seulement dans l'apparence de bonne santé offerte par la génisse? Est-ce dans la croyance assez généralement répandue que les génisses ne sont presque jamais tuberculeuses?

Les exemples cités, les faits recueillis prouvent le contraire.

Et pourquoi les génisses échapperaient-elles à la loi de l'hérédité dont nous nous sommes efforcés de démontrer l'existence.

Rappelons combien il a fallu de temps avant d'arriver à démontrer l'hérédité de la syphilis, fait qui ne fut seulement accepté que lorsque Ricord en démontra la possibilité à l'Académie de Médecine par son travail original lu à ce corps savant le 2 janvier 1846.

Ne savons-nous pas que ces génisses sont exclusivement nourries de lait jusqu'à l'âge de six semaines, et ce lait n'est-il pas, lui aussi, souvent contaminé?

Il est donc indiscutable qu'une génisse vaccinifère peut être tuberculeuse, et que le vaccin puisé sur cette génisse peut transmettre la tuberculose.

Un fait de ce genre serait-il unique, du moment qu'il est possible, il peut et il doit se réaliser. Aussi, obéissant à cette conviction, nous avons dû rechercher un autre animal domestique pouvant recevoir le vaccin et donner naissance à des pustules vaccinales identiques, mais tout en étant, par sa réceptivité individuelle, absolument réfractaire à toute inoculation tuberculeuse ou à un développement spontané de la tuberculose.

Les auteurs sont tous d'accord pour signaler la chèvre comme étant, jusqu'à ce jour, un animal réfractaire à la tuberculose.

Le savant professeur d'Alfort, M. Nocard, dit :

« Les animaux réfractaires sont le mouton et la chèvre. »

Je n'ai pas observé un seul cas de tuberculose chez la chèvre (Thoinet et Masselin. *Précis de Microbie,* p. 200).

La tuberculose de la chèvre et du mouton est inconnue. Ces animaux sont à peu près complètement réfractaires à l'inoculation sous-cutanée et intra-péritonéale. Quant au mouton, il succomberait rapidement, paraît-il, avec une tuberculose miliaire, à la suite d'injections intra-veineuses (Thoinet et Masselin).

Les observations de tuberculose spontanée sur la chèvre sont trop peu démonstratives pour qu'on puisse en admettre l'authenticité. (*Encyclopédie d'hygiène,* page 138.)

Cette immunité indéniable de la chèvre contre la tuberculose nous a fait choisir cet animal de préférence au mouton.

Ce dernier, en effet, est atteint d'une maladie contagieuse, sans doute spécifique, mais dont le parasite n'est pas encore trouvé, c'est la clavelée ou variole ovine. Depaul et Sacco, tentés par l'idée d'une variole spécifique du mouton, comme elle l'est pour le cheval horse-pox et chez la vache cow-pox, avaient essayé d'inoculer la clavelée à l'enfant, mais ils eurent des résultats malheureux.

La chèvre, quoique très voisine, dans l'échelle zoologique, du mouton, ne contracte jamais la clavelée.

« Cependant nous devons dire que l'on a constaté en Algérie une affection éruptive sur la chèvre, non transmissible au mouton. » (Nocard, *Cours sur la clavelée.*)

Nous n'avons donc pas à nous occuper d'une affection simulant la *variole,* puisqu'elle n'existe pas sur nos chèvres.

Nos expériences de transmission de vaccin de génisse, de vaccin humanisé, ont été faites sur plusieurs chèvres d'âges et de races différentes. Toutes les fois nous avons obtenu des pustules ombiliquées, caractéristique de tout vaccin transmis.

Nous avons employé dans nos inoculations les procédés suivis dans les établissements vaccinicoles, rasage de la peau et lavage avec de l'eau aseptiée par un mélange d'acide borique à 50 % ou de l'eau chargée de cresyl à 10 %.

Nous nous trouvions ainsi dans d'excellentes conditions pour recueillir un vaccin exempt de toute impureté.

ÉVOLUTION DU VACCIN DE GÉNISSE, DU VACCIN HUMANISÉ SUR LA CHÈVRE.

Le 7 novembre 1889, une chèvre variété dite Sans-Cornes, âgée de huit mois, a été inoculée, par plusieurs rangées de piqûres, sur le flanc gauche. Ces piqûres ont été faites à la lancette imbibée de pulpe vaccinale provenant de chez MM. Chambon et Saint-Yves Menard, de Paris. Quelques heures après les piqûres, nous avons remarqué sur la peau de petites éminences, indice certain de la diffusion du vaccin dans les régions sous-épidermiques.

Les phénomènes consécutifs, tels que coloration de la peau, apparition d'une zone nacrée limitant la piqûre, ont été difficilement perçus, la chèvre étant de robe noire.

Ce n'est que vers le quatrième jour que les saillies dermiques, présentant au centre la cicatrice de la piqûre, sont devenues très apparentes.

Le cinquième jour ces saillies deviennent plus manifestes, de même le sixième et le septième jour.

Le huitième jour nous avons de très belles pustules ombiliquées qui nous fournissent une assez grande quantité de vaccin.

Le dixième, le onzième jour, les pustules sont affaissées, la zone lymphogène qui les entourait devient purulente.

Le douzième jour les pustules sont recouvertes de croûtes

qui tombent vers le vingtième jour laissant à découvert des cicatrices profondes.

Chez une seconde chèvre, de la même variété que celle qui fait l'objet des lignes précédentes, âgée de dix-huit mois, les pustules ne sont arrivées à maturité que vers le huitième jour.

Cette évolution plus lente du vaccin sur la chèvre que sur la génisse ne doit être attribuée qu'à l'abaissement de température que nous avions lors de nos premières expériences. En effet, dans des inoculations postérieures, le vaccin a évolué dans le même laps de temps que sur la génisse.

L'exemple suivant nous en fournit la preuve :

Chèvre du pays âgée de deux ans et demi est inoculée le 23 janvier 1890 à l'aide de trois vaccins :

1° Du vaccin humain que M. le Dr E. Abeille, médecin-vaccinateur départemental, a gracieusement mis à notre disposition ;

2° Du vaccin de l'Institut de Genève ;

3° De la pulpe vaccinale de MM. Chambon et Saint-Yves Menard.

Dix piqûres à l'aide d'une fine aiguille cannelée sont faites sur deux lignes horizontales à la partie supérieure de la région abdomino-costale, avec le vaccin humanisé.

Le vaccin de Genève est inoculé par vingt-quatre piqûres faites avec une forte aiguille cannelée.

Dix-neuf piqûres sont faites dans les régions inférieures avec le vaccin Chambon et Saint-Yves Menard.

PHÉNOMÈNES CONSÉCUTIFS.

Quelque temps après les inoculations on aperçoit un léger relief dû au soulèvement de l'épiderme, présentant au centre un point foncé formé par un petit coagulum sanguin.

Le deuxième jour les points d'insertion sont limités par une auréole rouge et font une saillie très manifeste.

Le troisième jour l'auréole augmente, la saillie est plus accusée et la piqûre est séparée de son auréole par un cercle gris pâle.

Le quatrième jour le cercle gris pâle s'est transformé en une zone plus blanche, entourant la dépression centrale, et limitée par l'auréole rouge.

Le cinquième jour nous avons de très belles pustules à ombilication très accusée.

Le sixième jour nous procédons à la cueillette du vaccin et nous pouvons remplir une trentaine de tubes d'une lymphe très pure.

Il s'est passé chez cette chèvre un fait qui nous paraît intéressant.

Le vaccin humain n'avait fourni que très peu de pustules, certaines semblaient même ne pas devoir évoluer.

Lorsque nous procédâmes à une auto-inoculation, nous vîmes les pustules de vaccin humain reprendre et évoluer avec tous les caractères du vaccin transmis.

Un mois après nous fîmes sur cette même chèvre une série d'inoculations avec du vaccin humain, du vaccin de chèvre, du vaccin de génisse; les résultats furent négatifs. La chèvre avait acquis l'immunité.

LE VACCIN RECUEILLI SUR LA CHÈVRE ET INOCULÉ A LA CHÈVRE ÉVOLUE, COMME LE VACCIN DE GÉNISSE INOCULÉ A LA GÉNISSE.

Du vaccin recueilli sur notre chèvre inoculée le 23 janvier 1890, est inoculé par piqûre à une chèvre du Thibet, âgée de quinze mois, le 29 janvier 1890.

Six jours après nous avions de très belles pustules avec lesquelles nous inoculons deux génisses.

La première de ces génisses, inoculée le 5 février 1890 avec de la lymphe de chèvre ayant séjourné vingt-quatre heures dans des tubes, nous donne des résultats négatifs.

La seconde génisse, vaccinée le 4 février 1890 de chèvre à génisse, présente au septième jour une éruption ayant tous les signes du vaccin classique. Nos résultats ont été moins heureux sur les faits de transmission du vaccin de la chèvre à l'homme.

M. le Dr E. Abeille, en présence des caractères que présentait la pustule vaccinale de la chèvre, s'est inoculé par piqûres et a obtenu une éruption de faux vaccin. Ce fait est tout naturel, le docteur E. Abeille se trouvant dans les conditions d'immunité conférées par des vaccinations antérieures.

Sur sept enfants, dont quatre appartenaient au service de M. le Dr Berneaudeaux, inoculés avec de la lymphe de chèvre recueillie dans des tubes depuis plusieurs heures, un seul, le jeune Laur, client de M. le Dr E. Abeille, a présenté sur le bras droit une pustule ombiliquée ayant évolué tardivement douze jours après l'inoculation.

Nos insuccès sur ces enfants sont dus sans doute aux mauvaises conditions atmosphériques et à l'emploi de la lymphe conservée et dont la consistance, devenue trop grande, s'opposait à la pénétration dans la peau, ainsi qu'en témoignent les conclusions de M. le Dr Hervieux.

IMMUNITÉ DE LA CHÈVRE POUR LA TUBERCULOSE.

La chèvre n° 1 nous en a fourni la preuve.

Le 30 décembre 1889, trois animaux sont inoculés par la méthode sous-cutanée et intra-péritonéale, avec des produits très virulents fournis par les poumons d'un jeune phtisique décédé dans le service de l'un de nous, M. le Dr Bertin, à l'Hôpital général.

L'examen bacillaire est fait préalablement et nous donne des préparations riches en bacilles.

La chèvre n° 1 est inoculée à l'oreille droite avec le produit d'une caverne pulmonaire, elle reçoit en outre deux injections intra-péritonéales, flanc gauche, à l'aide de la seringue de Pravaz chargée d'un liquide très virulent obtenu en triturant des débris de poumons, riches en tubercules, avec de l'eau distillée.

Un cobaye reçoit le même produit, une injection intra-péritonéale d'une demi seringue Pravaz et une inoculation sous-cutanée à la cuisse droite.

Ce cobaye meurt dans les trente-six heures d'une septi-cémie caractérisée par examen microscopique.

Une lapine très vigoureuse reçoit dans le flanc droit le contenu d'une seringue de Pravaz de notre liquide virulent.

Une inoculation à la lancette est faite à l'oreille gauche. Depuis le moment de ces deux inoculations, l'animal maigrit, se nourrit assez mal et finit par mourir d'une tuberculose généralisée quarante jours après l'inoculation.

PHÉNOMÈNES CONSÉCUTIFS AUX INOCULATIONS BACILLAIRES SUR LA CHÈVRE.

1° INOCULATION SOUS-CUTANÉE A L'OREILLE DROITE.

Le 30 décembre l'oreille est douloureuse, tuméfiée.

Le 2 janvier il y a une tuméfaction œdémateuse qui se ramollit et se termine par un abcès.

Le 6 janvier le point d'inoculation est affaissé et recouvert d'une croûte brunâtre.

Vers le 10 la croûte est enlevée, les tissus ont un aspect normal, la plaie est en bonne voie de cicatrisation.

Le 16 janvier la plaie de l'oreille est complètement cicatrisée, rien du côté des lymphatiques.

2° INJECTION INTRA-PÉRITONÉALE.

A partir de cette inoculation l'animal maigrit, le ventre est sensible à la pression, les membres sont ramassés, appétit capricieux, l'animal va de plus en plus mal.

Le 21 janvier la chèvre a de la diarrhée, elle est dans un état de misère physiologique très avancé, elle succombe le 24 janvier dans le marasme le plus complet. Nous n'avons pas, à notre grand regret, suivi les variations thermiques.

Cette mort, survenue vingt-six jours après l'injection intra-péritonéale et sous-cutanée, l'ensemble des signes observés pendant la maladie, nous avait fait tout d'abord supposer que cette chèvre succombait à une phtisie galopante.

Mais l'autopsie faite en présence de M. le Dr E. Abeille est venue nous démontrer, comme nous l'avons dit plus haut, que la chèvre est non seulement réfractaire à la tuberculose spontanée, mais aussi à la tuberculose expérimentale par inoculation sous-cutanée et intra-péritonéale.

Aucune lésion macroscopique, soit du côté du foie et des ganglions du hile hépatique, soit du côté du poumon et des ganglions correspondants, soit du côté des ganglions sous-glossiens et parotidiens ; tous ces organes sont parfaitement sains.

Un liquide citrin est seul épanché dans la cavité abdominale, le péritoine et le mésentère présentent des arborisations franchement inflammatoires. Ici nous nous trouvons devant une objection possible.

L'autopsie n'a pu être faite que trente heures après la mort, l'examen microscopique du liquide péritonéal nous montre de longs bâtonnets mobiles réfringents ressemblant à ceux de la septicémie. Avons-nous affaire à une péritonite infectieuse? ou ces bâtonnets sont-ils dus à la fermentation produite sur le cadavre?

Toujours est-il que nous avions les lésions d'une péritonite, affection suffisante pour expliquer la mort.

La recherche du bacille de Koch dans le suc ganglionnaire et les arborisations de l'épiploon *a été plusieurs fois répétée et a toujours été absolument négative.*

Un cobaye mâle bien portant a reçu dans la cuisse deux fragments de ganglions bronchiques, un abcès local s'est produit, la plaie est aujourd'hui cicatrisée et l'animal est en très bonne santé.

Des expériences exposées découlent ces conclusions:

1° Transmission possible du vaccin de génisse et du vaccin humain à la chèvre;

2° Evolution du vaccin de chèvre à chèvre, de chèvre à génisse, de chèvre à enfant;

3° Evolution de la pustule vaccinale sur la chèvre, dans le même laps de temps que chez la génisse, et avec tous les caractères de la vaccine classique;

4° Immunité de la chèvre pour la tuberculose spontanée et expérimentale.

Ici se terminait le Mémoire que nous avons adressé à l'Académie de Médecine, fin février 1890. Désireux de le faire inscrire parmi les travaux qui pouvaient prendre part au concours institué pour le prix d'hygiène, nous ne pouvions reculer la date imposée à l'avance par les règlements académiques, pour son envoi et nous devions y inscrire tous les résultats favorables ou défavorables constatés dans nos expériences jusqu'à cette époque. Les inoculations du vaccin de chèvre à l'enfant devaient être répétées après cet envoi, car nous restions convaincus, malgré notre insuccès, de la qualité du vaccin obtenu chez la chèvre. Malheureusement, à cette époque, l'un de nous fut frappé dans ses plus chères affections par un deuil cruel. Au moment même où nous recommencions nos expériences de vaccination sur l'enfant parut le travail de M. le Dr Hervieux sur le vaccin de chèvre.

Nous sommes heureux d'avoir vu le savant directeur du Service vaccinal à l'Académie apporter, en faveur de ce vaccin, l'appui de sa haute autorité scientifique. Aussi, aujourd'hui, forts de cet appui et invoquant ses conclusions énumérées entièrement dans notre introduction, nous croyons nécessaire d'ajouter de nouvelles considérations à celles qui avaient été précédemment émises dans notre Mémoire et pour mieux développer notre pensée, nous emprunterons au travail de M. Hervieux les faits suivants :

1° Vaccination de chèvre à bras. — 7 enfants ont été vaccinés ; 6 ont été revus huit jours après. Sur ces 6 enfants, résultats un peu différents quant au nombre de boutons, mais non quant à leurs caractères qui ont toujours été ceux de la vraie vaccine.

2° Vaccination avec vaccin de chèvre conservé. — Emploi une fois de la lymphe ; cinq fois de la pulpe.

« La lymphe a été recueillie à l'aide d'un long tube dont une des extrémités était présentée à l'entrebaillement des lèvres de l'incision après la rupture de la pustule par la pression exercée sur sa base, au moyen de la pince expressive.

» Sur les 6 enfants inoculés avec la lymphe extraite des pustules d'une de nos chèvres et conservé en tubes seulement pendant deux heures, le vaccin a réussi plus ou moins complètement sur 4. Sur 4 revaccinés il y a eu un insuccès. Les 3 autres sujets ne sont pas revenus.

» Ces résultats sont loin d'être aussi complets et aussi satisfaisants que ceux que nous obtenons journellement avec le vaccin de génisse ; mais la chèvre qui nous a fourni la lymphe était la première sur laquelle nous opérions, et d'autre part, malgré le court espace de temps écoulé entre le moment de la récolte et celui de l'inoculation (deux heures) la lymphe avait acquis une certaine consistance qui en rendait plus difficile la pénétration dans la peau. D'ailleurs, l'expérience a prouvé pour la génisse que la lymphe contient moins de matière virulente que la pulpe.

» Nous ne doutons pas qu'il en soit de même pour la chèvre. »

Ceci nous explique alors l'insuccès de notre inoculation du vaccin de chèvre à l'enfant ; en effet, en opérant pour la première fois avec ce vaccin, dans des conditions atmosphériques très mauvaises, ayant ensuite laissé séjourner dans nos tubes le vaccin pendant au moins six heures, nous avions observé une très grande consistance de la lymphe, laquelle avait rendu très difficile sa sortie du tube et sa pénétration dans la peau. Le résultat eût été évidemment plus heureux si nous avions opéré avec de la pulpe, car M. Hervieux dit que sur 26 enfants vaccinés avec la pulpe récoltée sur la chèvre, 25 enfants avaient réussi et que le nombre des boutons avait oscillé entre un et six, mais que tous ne s'étaient pas montrés avec les caractères de la vraie vaccine.

3° Vaccination avec le vaccin de chèvre humanisé. — Sur 5 enfants vaccinés avec 30 piqûres, 29 boutons et chaque bouton présentait la forme aplatie, la dépression ombilicale et le bourrelet caractéristiques.

4° Vaccination de chèvre à chèvre, de chèvre à génisse et de génisse à bras.

De chèvre à chèvre. — Vaccination réussie.

Les planches accompagnant notre Mémoire prouvent la réussite de nos inoculations dans ce cas. Nous devons même ajouter qu'une chèvre ayant déjà été vaccinée par du vaccin humain et en même temps par du vaccin de génisse n'a plus produit de pustules lorsqu'on a voulu de nouveau la vacciner avec du vaccin de chèvre. Elle avait acquis ainsi l'immunité pour le vaccin par les inoculations précédentes faites avec du vaccin de source différente, mais simultanément, lesquelles avaient évolué toutes deux normalement et en donnant des pustules de vraie vaccine.

Chèvre à génisse. — Réussite chez M. Hervieux. — Dans nos expériences, un succès dans un cas, insuccès dans un autre.

De génisse (vaccinée par vaccin de chèvre) à bras. — 12 enfants. — 6 piqûres à chaque bras. — Pas un n'a présenté la moindre apparence d'exanthème vaccinal.

Enfin, M. Hervieux ajoute : « Du moment où le cow-pox comme une graine qui germe et fructifie dans des régions et sous des latitudes diverses, évolue avec les mêmes caractères classiques sur l'espèce bovine et sur l'espèce humaine, il n'y a pas de raison pour que le vaccin de chèvre ne possède pas la même puissance prophylactique que le vaccin de génisse et le vaccin humain.

» Le vaccin de chèvre ne saurait prétendre aux mêmes destinées que le vaccin de génisse, mais il peut lui être un auxiliaire utile et rendre, dans de certaines conditions données, d'importants services à la cause de la vaccine. »

« Notons maintenant les avantages et inconvénients du vaccin de chèvre. »

Avantages. — Propreté, douceur, économie, sobriété de l'animal, nul danger de syphilis ou de tuberculose.

Propreté, douceur. — Nous avions déjà beaucoup insisté dans notre travail sur la propreté et la douceur de la chèvre, surtout sur sa supériorité à cet égard sur la génisse ; en effet, la chèvre est un animal facile à conduire comme vaccinifère, jusque dans un appartement, tandis que la génisse exige pour son transport un matériel particulier.

Economie. — La question d'économie, dit M. Hervieux,

est plus importante, car suivant le sens dans lequel elle sera tranchée, elle pourra assurer ou compromettre l'avenir du vaccin de chèvre. Or, l'économie peut porter sur le personnel. Lorsqu'il s'agit d'inoculer une génisse, il ne faut pas moins de trois aides pour opérer cette inoculation. Pour la chèvre, un seul auxiliaire suffit, les pattes étant bien attachées; d'autre part le prix de la location serait toujours moins élevé que celui de la génisse.

Nous pensons que l'économie avec la chèvre serait encore beaucoup plus considérable que ne le suppose M. Hervieux. En effet, Abadie de Nantes, dans un rapport au Conseil central d'hygiène (1888), dit que la dépréciation d'une génisse après huit jours de conservation dans le parc vaccinicol s'est élevée à 10 fr. Mais remarquons que ce n'est pas huit jours seulement qu'il faut la conserver, mais bien 12 à 14 jours pour la remonter et ne pas lui faire subir une plus forte dépréciation. En plus, la nourriture d'une génisse de quatre à six semaines devant être faite au lait et aux œufs s'élèvera environ à 1 fr. 25 c. par jour, ce qui donne un total d'environ 27 fr. 60 c. par chaque génisse conservée dans le parc pendant une période de quatorze jours.

A Bordeaux, un traité est passé entre l'Institut vaccinicol et un fournisseur de génisse, moyennant 20 fr. par génisse pour tout le temps qu'on juge bon de la garder dans le parc. Le choix de la génisse est fait par le vétérinaire de l'Institut. Chaque génisse qui a été utilisée et rendue au fournisseur coûte en moyenne pour son entretien et pour sa nourriture 10 fr. Total 30 fr., chiffre qui se rapproche beaucoup de celui que nous estimions plus haut et qui est en moyenne le prix de deux chèvres, car le prix moyen de la chèvre sur nos marchés est de 15 fr.

Syphilis. — Comme la génisse, ajoute M. Hervieux,

la chèvre nous donne toute sécurité à l'endroit de la syphilis. Mais en est-il ainsi de la tuberculose ?

Tuberculose. — « Tous les auteurs sont d'accord pour reconnaître que la chèvre et le mouton sont réfractaires à la tuberculose. J'ai prié M. Nocard de me donner son avis sur cette question et voici ce que m'a répondu l'éminent directeur de l'Ecole d'Alfort.

» On ne connaît pas de faits de tuberculose chez la chèvre en dehors des conditions expérimentales et encore dans ce cas il est très difficile de rendre tuberculeux les animaux de cette espèce. C'est une notion classique en vétérinaire.

» Au congrès de la tuberculose, ajoute M. Nocard, j'ai recommandé le lait de chèvre pour les cas où on jugerait nécessaire d'administrer le lait cru.

» M. Trasbot, interrogé par moi sur le même sujet, n'est pas moins affirmatif que son collègue sur ce fait que la tuberculose ne s'observe pas chez la chèvre. Enfin, nous avons appris que M. Jules Picq, vétérinaire à Nantes, a fait sur la chèvre des expériences d'où il résulte que les injections sous-cutanées, intra-péritonéales, d'un produit notoirement tuberculeux, ne déterminent pas la tuberculose. »

Nous sommes heureux de cette citation du nom de l'un de nous pour ces expériences d'injection sous-cutanée et intra-péritonéale avec un produit notoirement tuberculeux fourni par un phtisique décédé dans notre service d'hôpital ; mais nous sommes forcés de rappeler à M. Hervieux que ces expériences ont été faites en commun et qu'elles se trouvent intégralement rapportées dans notre Mémoire adressé à l'Académie, le 28 février. En effet, la chèvre (n° 1) fut la première sur laquelle nous inoculâmes, le 7 novembre 1889, du vaccin de génisse, ce qui nous permit alors de voir l'évolution normale de la vaccine chez cet animal et que c'est le 30 décembre 1889, que nous fîmes en commun sur cette même chèvre des injections de produits tuberculeux, pour constater son immunité à la tuberculose expérimentale.

Ce fait expérimental, avec ces dates si précises, viennent donc affirmer que le choix de la chèvre n'avait pas pour nous le but seulement de trouver un nouveau vaccinifère, mais bien de déterminer un vaccinifère réfractaire à la tuberculose et en même temps à d'autres affections transmissibles. En effet, pourquoi n'avons-nous pas choisi le mouton, reconnu également réfractaire à la tuberculose? C'est que nous savions que cet animal était passible de la clavelée et pouvait se trouver en état d'infection au moment de la vaccination.

Inconvénients. — M. Hervieux signale comme inconvénient du vaccin de chèvre : « La rareté relative des chèvres dont l'élevage ne saurait être comparé comme fréquence à celui des veaux et des génisses. C'est que dans notre pays la chèvre n'est utilisée que pour son lait et pour sa peau et rarement pour la boucherie. Il est vrai que si nous n'avions pas d'autres ressources que la chèvre pour le vaccin, on trouverait moyen de multiplier cette espèce d'animaux. »

Pour nous, cet inconvénient est peu sérieux, car du moment où les éleveurs trouveront un moyen d'écouler leurs produits, les chèvres se multiplieront, nous en avons la preuve dans ce qui se passe dans les marchés de Paris, aux environs de Pâques. Plus de 10,000 chevreaux fournis par le département de l'Isère et ses voisins, sont livrés à l'alimentation, mais beaucoup en sont retirés par le service sanitaire de la boucherie comme animaux trop jeunes et donnant une viande trop gélatineuse. A Nantes, plus de 200 arrivent à la même époque sur nos marchés, et si les éleveurs trouvaient un placement assuré dans les Instituts vaccinicoles, ils se garderaient bien d'abattre de si jeunes animaux dont la chair est perdue au point de vue alimentaire et dont ils ne retirent profits que par la vente de leur peau ; la mégisserie préférant les animaux jeunes.

Une autre cause s'oppose encore à l'adoption exclusive du vaccin de chèvre, c'est l'insuffisance de sa production. Il ne faut pas oublier, dit M. Hervieux, qu'en ce moment le vaccin humain est délaissé presque partout en raison du danger possible d'une contamination syphilitique. Il faut, conséquemment, que tous les Instituts vaccinicoles puissent suffire à l'énorme consommation qui s'en fait, non seulement en France, mais encore dans toutes les parties du monde civilisé.

Comment, vous abandonnez le vaccin humain par crainte d'une contamination syphilitique qui est encore assez rare et vous hésitez à rechercher par tous les moyens possibles la propagation de vaccin de chèvre, dont vous signalez surtout comme avantage l'impossibilité de communiquer la tuberculose? Mais en présence des ravages causés par ce fléau tuberculeux, la certitude d'une sécurité vaccinale absolue ne serait jamais être trop payée, et peu importe le prix de revient d'un vaccin si vous pouvez assurer l'immunité absolue de ce vaccin.

Malgré le nombre plus restreint des pustules développées sur le flanc de la chèvre, moins étendu que celui des génisses, les Instituts trouveront bientôt le moyen d'avoir assez de chèvres dans leur parc pour fournir tout le vaccin nécessaire, s'ils trouvent une rémunération suffisante.

Enfin, pour terminer, nous ajouterons que, dans l'historique du vaccin de chèvre, M. Hervieux cite le nom de M. Chonneau-Dubisson, de Villiers-Bocage (Calvados), comme ayant fait à l'Académie, en 1889, une communication sur le vaccin de chèvre ; et il ajoute que des chèvres avaient été inoculées et employées comme vaccinifères dès le temps de Jenner, et même qu'une ordonnance d'un roi d'Espagne prescrivait de vacciner les enfants trouvés et les orphelins avec le vaccin de chèvre.

Nous n'avons trouvé nulle trace de ces vaccinations sur la chèvre ni dans l'excellent traité sur la vaccine de M. le professeur Layet, de Bordeaux, ni dans l'article Horse-Pox du *Dictionnaire encyclopédique* de Bouley, mais nous sommes heureux de nous rencontrer avec d'autres expérimentateurs qui recommandent comme nous le vaccin de chèvre, seulement avec cette grande différence que notre choix n'a pas été empirique, mais seulement inspiré par nos expériences, qui nous ont démontré les doubles qualités que possède la chèvre :

1° Sa réceptivité pour la vaccine ;

2° Son immunité pour la tuberculose.

Après l'exposé de toutes ces considérations et l'énoncé dans notre introduction des conclusions du travail de M. Hervieux, lesquelles, en confirmant les résultats obtenus dans nos expériences, affirment la valeur du vaccin de chèvre et sa supériorité sur celui de la génisse au point de vue de la contamination possible de la tuberculose, nous croyons pouvoir formuler ainsi nos propositions.

La prophylaxie de la tuberculose doit reposer sur les moyens de combattre l'influence funeste des trois facteurs énumérés ci-dessous :

1° **Hérédité.** — Appliquer pour les tuberculeux ce qui se fait journellement dans la pratique médicale quand un médecin est consulté pour un mariage avec un syphilitique ; lutter ensuite dans l'enfance par des mesures hygiéniques générales ayant pour but de neutraliser l'évolution bacillaire en provoquant une résistance organique augmentée par la vie en plein air marin et des exercices rationnels.

2° Alimentation. — Le lait de chèvre devra être préféré au lait cru de la vache. Il est nécessaire de créer un service d'inspection spéciale pour la vérification du lait fourni aux populations des grandes villes par des nourrisseurs qui entretiennent dans leurs étables des vaches atteintes de pommelière ou de mammite tuberculeuse. Appliquer dans toute sa rigueur la loi du 28 juillet 1888 relative à la vente de viandes provenant d'animaux tuberculeux.

3° Vaccination. — Création d'Instituts vaccinicoles devant fournir au choix des familles, soit du vaccin donné par une chèvre, soit du vaccin fourni par une génisse dont l'autopsie aura été faite avant la livraison du vaccin. L'inoculation vaccinale de l'animal à bras ne devra jamais être pratiquée par la génisse passible de tuberculose, mais seulement par la chèvre réfractaire à la tuberculose.

Nantes, Mme v^e Camille Mellinet, imp. — L. Mellinet et Cie, sucr^s.

www.ingramcontent.com/pod-product-compliance
Ingram Content Group UK Ltd.
Pitfield, Milton Keynes, MK11 3LW, UK
UKHW021128140726
13695UKWH00004B/1776